Cornuau.

CONSIDÉRATIONS GÉNÉRALES

SUR

L'Etude de l'Anatomie,

Par le Dr Cornuau,

CHEVALIER DE LA LÉGION D'HONNEUR, CHIRURGIEN-MAJOR AU 10e LÉGER.

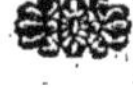

PERPIGNAN,

DE L'IMPRIMERIE DE JEAN-BAPTISTE ALZINE.

1836.

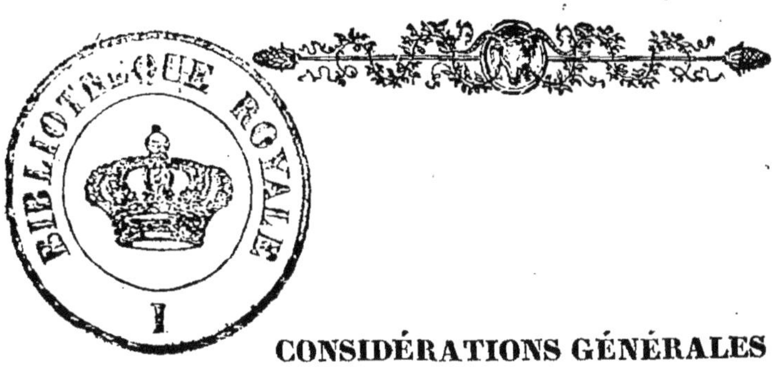

CONSIDÉRATIONS GÉNÉRALES

SUR L'ÉTUDE DE L'ANATOMIE.

(Communiqué à la *Société Philomathique de Perpignan* le 17 août 1836.)

Si l'étude de l'anatomie, considérée comme science naturelle, est bien digne d'occuper un philosophe ami de la nature et de ses phénomènes; si la recherche de la composition merveilleuse des êtres organisés est reconnue comme la seule voie raisonnable pour arriver à l'explication des faits par la connaissance des causes, découvrir les conditions et le but de l'existence, c'est aussi celle que doit prendre le médecin : elle sera pour lui le fil d'Ariane, la boussole du navigateur, tant pour assurer sa marche dans les régions connues, que pour lui servir de phare dans de nouvelles recherches. En effet, se rendra-t-il compte de l'action, s'il ne connaît l'agent, et s'il y a plusieurs agents de la connexion intime qui le lie, saura-t-il remédier aux dérangements de l'organisme, s'il ne suit de l'œil les dérangements de l'organisation sous l'influence des modificateurs qui l'entourent, et apprécier la nature et le degré de ses changements, s'il n'en a observé la marche successive? Osera-t-il porter l'instrument à travers nos organes, s'il ne voit celui qu'il cherche à saisir ou à éviter malgré le voile opaque qui le lui cache, s'il ne connaît les nouveaux rapports qu'il a pu contracter avec ses parties environnantes par suite d'un travail morbide? Non, sans doute, privé des précieuses lumières de l'anatomie, il marche d'erreur en erreur, et semblable au mécanicien inhabile qui vient rétablir l'ordre dans une machine dont les rouages lui sont inconnus, il courra les risques d'en détruire l'harmonie, au lieu de la rétablir.

Ces réflexions ne sont pas neuves sans doute; long-temps avant nous elles ont été énoncées et reçues comme vraies : pourquoi donc existe-t-il tant de médecins et si peu d'anatomistes? C'est qu'il est des hommes qui, pour excuser leur ignorance, soutiennent encore qu'on peut être médecin sans connaître l'anatomie. Heureusement pour l'humanité, les partisans de cette opinion sont peu nombreux et ne méritent pas que je m'y arrête pour la combattre; mais il est d'autres causes : je vais essayer de les découvrir; mes recherches présenteront quelques points d'utilité.

Voyons d'abord comment on étudie l'anatomie. Les jeunes gens qui commencent l'étude de la médecine, manquent en général de guides capables de les diriger et par leurs conseils et par leurs exemples. Incertains dans le choix de leurs travaux, inhabiles à se créer une bonne méthode, ils s'adonnent à la fois à toutes les branches de cette science, commencent souvent l'édifice par le sommet et négligent la base, parlent de tout superficiellement et n'approfondissent rien; il s'en suit un mélange d'idées confuses, mal élaborées, un vrai désordre, et de beaucoup de peines ils retirent peu de fruits.

L'anatomie n'est pas la partie de la science à laquelle ils consacrent le plus de temps, encore l'étudient-ils mal, sans principes, et avec si peu de méthode qu'ils oublient promptement ce qu'ils n'ont appris qu'à force de peine et de travail.

Je trouverai la preuve de mes assertions dans l'exposition de ce qui est. Pour plus de clarté je diviserai, sous ce rapport, les élèves en médecine en deux grandes classes principales : 1° ceux qui sentant la nécessité de voir les objets pour s'en former une idée s'adressent aux cadavres; 2° ceux qui, pour des raisons que je ne veux pas pénétrer, s'en tiennent simplement aux livres, aux cours, aux planches, aux pièces artificielles, etc.

Les premiers prennent la bonne voie, mais ils s'égarent souvent dans leur route; pourquoi? parce qu'ils suivent de mauvais guides, les livres. Ils ne cherchent pas à découvrir eux-mêmes ce qui existe, mais à trouver ce qu'on leur a annoncé devoir exister; et sans s'assurer si ce qu'ils trouvent est réellement ce qui est écrit par l'auteur qu'ils consultent, ils s'en rapportent souvent à lui et ne poussent pas assez loin leurs recherches. En voulez-vous la preuve? pénétrez dans ces cloaques sales et dégoûtants, vrais foyers d'infection que l'on appelle *amphithéâtres*, vous y trouverez les jeunes gens placés autour des cadavres souvent en putréfaction, dont encore les tissus présentent une apparence bien éloignée de l'état sain; exposés au froid, à l'humidité, à l'action des miasmes; cinq, six élèves, quelquefois davantage, entourent un cadavre. Celui qui passe pour le plus capable est chargé de la préparation; il consulte son livre, trouve le nombre et le nom des muscles d'une région, par exemple, et se met en devoir de les découvrir : dans sa préparation il ne cherche qu'une sorte d'organes, ce sont les muscles, il les sépare les uns des autres, enlève tout ce qui l'embarrasse, détruit tous leurs rapports de situation et néglige souvent leurs attaches positives. Durant ce temps, les autres étudient ou cherchent à vaincre le froid qui les incommode, mais la préparation faite, ils se rapprochent; un d'eux, livre en main, se hâte de lire la description des organes mis à découvert; on indique les détails, mais on n'insiste pas sur eux, sur les particularités, sur les analogies; on se dépêche d'arriver à la fin de la tâche, et le lendemain il en est à peine un qui ait retenu ce qu'il avait vu la veille, c'est celui qui a préparé, et encore s'il a raisonné ce qu'il a fait, s'il s'est exercé à retenir les images et non les mots. Ainsi se font toutes les parties de l'anatomie. La fin de la saison approche, on a sacrifié beaucoup de temps et retenu peu; heureux ceux qui n'ont pas été victimes de toutes les causes de maladies auxquelles ils se sont exposés, et dont une administration sage et bienveillante pourrait les garantir à peu de frais.

Les réglements universitaires exigent quatre années d'étude; quatre hivers sont employés aux dissections par les élèves laborieux; sur la masse, il en est un petit nombre seulement qui se présentent avec des connaissances exactes en anatomie, ce sont ceux qui, à force de disséquer, de voir, sont parvenus à se créer une méthode propre à graver dans leur mémoire les objets qu'ils ont souvent vus. Ne pensez pas cependant qu'ils soient capables d'avancer la science; non : ils ont suivi les livres et n'ont rien découvert eux-mêmes, ils laissent la science où ils l'ont prise.

Combien ils profiteraient plus, s'ils avaient pour les diriger, non des livres, qu'on ne devrait pas laisser pénétrer dans les salles de dissection, mais un bon démonstrateur qui préparerait sous leurs yeux, décrirait simplement, de manière à se faire comprendre, les interrogerait, et leur apprendrait ainsi à voir, à faire et à retenir.

Les professeurs étalent en général trop de science, et parlent aux commençans une langue trop au-dessus de leur portée : ils prêchent dans le désert. Le démonstrateur particulier au contraire sait toujours, dans ses leçons, se mettre en harmonie avec la capacité de ses élèves ; chaque jour ils avancent ensemble, chaque jour il leur transmet une nouvelle partie de son savoir, et bientôt ils arrivent au même point par une marche graduelle.

C'est là ce qu'on peut appeler l'enseignement par tradition ou transmission, celui qu'on suivait avec tant de succès au temps des Bichat, Marjolin, Roux, etc., et qu'on a délaissé par mesure d'intérêt particulier, au détriment de l'intérêt général, proposition dont la vérité serait facile à démontrer. Les seconds ne possèdent réellement qu'un savoir superficiel et faux. Ils décriront de mémoire et pourront même en imposer à un anatomiste qui a vieilli sur le cadavre; mais qu'on leur mette un scalpel à la main, on verra bientôt leur impudente ignorance. Si on la leur démontre, ils s'excuseront en disant que l'anatomie s'oublie, qu'il faut l'avoir sue quinze fois pour la bien retenir. Je leur objecterai que cette science toute de faits et non de mots, n'est pas hérissée de plus de difficultés que la chimie, la botanique; que si elle présente quelque dégoût à celui qui en commence l'étude, elle devient en même temps la source de grandes jouissances pour celui qui la cultive avec patience, exactitude et intelligence ; et enfin pour leur prouver que les sources où ils puisent sont insuffisantes, je passerai en revue les avantages qu'ils peuvent en attendre.

Les livres ne doivent être considérés que comme le dépôt des sciences, des monuments élevés pour conserver les travaux et le génie des grands hommes. En anatomie, ils ne tracent trop souvent que des portraits infidèles des organes; ils n'apprennent que des mots; les images restent inconnues; souvent ils embellissent l'erreur pour la rendre plus attrayante. Le scalpel seul conduit à la découverte de la vérité. C'est la nature qu'il faut étudier dans toutes ses formes; c'est dans ses replis les plus profonds qu'il faut pénétrer, et dans ses recherches mettre à contribution le plus de sens possible.

Quand on a vu, touché, flairé, goûté (pour ainsi dire) les objets; quand on a fixé son attention sur toutes leurs qualités, leurs rapports, leurs analogies; les impressions reçues, jugées et classées méthodiquement, restent dans un cerveau même vulgaire; les images apportées par des messages si fidèles ne sauraient s'effacer.

Les cours, comme on les fait généralement, méritent à tous égards les reproches que j'adresse aux livres. Loin de moi toutefois la pensée d'en attribuer la faute aux professeurs. Ils décrivent toujours avec une scrupuleuse exactitude; ils joignent à la description des vues lumineuses, des rapprochemens utiles; mais ils ne montrent rien; à peine vingt élèves, sur deux cents, peuvent voir et réunir l'inspection à la description. Quant aux autres, obligés de s'en rapporter à ce qu'on leur a dit, ils n'ont que des mots à retenir et les oublient promptement.

Les planches, quelques belles et exactes qu'elles soient, ne laissent que des idées superficielles. Plus de rapport de couleur, d'identité, de texture, de dimension, etc.; inutiles à celui qui sait, a dit Bichat, elles sont souvent nuisibles à celui qui ne sait pas.

Les pièces artificielles, nouvellement imaginées et (on ne sait pas pourquoi) accueillies avec tant de bienveillance par nos sociétés savantes, ne présentent pas plus d'avantages; si elles reproduisent l'apparence, toujours inexacte, des organes des membres, elles sont bien éloignées de la nature. Il serait bien difficile à celui qui n'a vu que ces froides copies de reconnaître les originaux, à plus forte raison les viscères, qu'on aurait dû s'abstenir de vouloir imiter. Ces masses informes, grossières et ridicules sont trop au-dessous de la critique pour fixer notre attention.

Je dirai, pour me résumer, que le temps employé à la découverte de ces inventions, par des hommes habiles sans doute, l'eût été beaucoup mieux à agrandir le domaine de la science; car loin d'en faciliter, d'en simplifier l'étude, ils l'ont rendue par trop superficielle pour les médecins qui doivent tout approfondir, et incompréhensible pour les gens du monde qui n'approfondissent rien. C'est cependant à ceux-ci qu'on devrait abandonner cette anatomie de boudoir qui, si l'on n'y prend garde, deviendra la cause de la décadence de cette branche fondamentale de la médecine, qu'on verra alors rétrograder vers le siècle des hypothèses et des divagations. Il est encore une classe de jeunes gens qui, pénétrés des vérités que je reproduis et des vices que je signale, consacrent leur veilles à étudier l'anatomie avec le zèle et la sévérité qu'elle réclame; aussi finissent-ils par s'y adonner avec passion, et, si le génie les précède, ils voyent toujours le succès couronner leurs travaux. Pourquoi leur exemple, si capable de stimuler l'émulation des autres, reste-t-il inaperçu? C'est cependant de leur sein que sont sortis les anatomistes célèbres qui ont illustré l'école, et en sont encore la gloire. Je veux parler des jeunes chirurgiens attachés aux hôpitaux; ils sont, j'en conviens, bien favorisés par leur position; mais il y avait peut-être moyen de faire naître pour eux tous les avantages accordés à ceux-ci, si un meilleur mode d'enseignement, d'accord avec une bonne administration, venait suppléer aux difficultés, aider les petits moyens, échauffer le zèle qui se laisse souvent abattre par des obstacles qu'il vaincrait sûrement avec un peu d'opiniâtreté; mais puisque je blâme la marche généralement suivie par les élèves pour étudier l'anatomie, on a droit de me demander si j'en connais une meilleure. Je répondrai, oui; et je proposerai celle suivie par M. Amusat dans ses leçons particulières. Tous ses élèves savent combien elle leur a profité, les avantages immenses qu'ils en ont retirés; tous sont là pour garantir mes assertions. C'est autre fois aux leçons dirigées par M. Marjolin que M. Amusat en doit la première idée. L'élève ingénieux d'un tel maître, soutenu par un courage à toute épreuve et une rare application devait nécessairement se perfectionner. Il n'admettait dans ses cours qu'un nombre limité d'élèves, lui-même préparait sous leurs yeux les parties qui devaient faire le sujet de la leçon; tout était laissé en place; on n'enlevait que la graisse ou le tissu cellulaire qui voilait aux yeux la couleur, le trajet, la position des organes; les rapports étaient exactement conservés et n'étaient détruits que lorsqu'il était impossible de faire autrement, pour chercher ou pour montrer un autre organe plus profond. Les détails relatifs à la physiologie étaient indiqués, et toujours de manière à être compris; c'est-à-dire, en ne dépassant jamais la portée connue des auditeurs. Ceux-ci, après la leçon, venaient eux-mêmes s'assurer par le toucher, de ce qu'ils avaient vu, ils rectifiaient les erreurs d'optique et de jugement, se faisaient expliquer ce qu'ils n'avaient pas bien conçu, s'interrogeaient ensuite les uns les autres, répétaient avec ordre et clarté, toujours en présence du professeur, qui servait de moniteur général dans cette sorte d'enseignement mutuel, avec lequel on apprenait bien, beaucoup, et en peu de temps. Bientôt les élèves avaient appris à disséquer avec fruit; alors une portion de cadavre leur était confiée, chacun s'exerçait à chercher sans livre et à mettre à découvert, sans l'isoler des rapports voisins, depuis le plus petit filet nerveux jusqu'au plus gros muscle. S'il se trompait on le lui fesait bientôt observer, on l'habituait à se remettre seul dans la bonne voie, et rarement il retombait dans la même faute.

Il est bien évident qu'en travaillant ainsi l'élève a bientôt surmonté toutes les difficultés et marche à grands pas dans la science. En un hiver, il apprend plus que la majeure partie des autres en cinq, et quand il a médité sur son sujet, jusqu'à ce qu'il l'ait bien compris; quand l'entendement a classé avec ordre les impressions reçues, établi les analogies, tiré les conséquences, l'objet gravé dans la mémoire est ineffaçable. Un point d'application vient-il à lui échapper, pour peu qu'il y ait doute dans son esprit, il ne doit pas affirmer, mais retourner sur le cadavre et s'assurer de la vérité; s'il la proclame et qu'on cherche à la détruire, son scalpel lui répondra seul, il aura toujours l'avantage sur ceux qui n'ont pas étudié comme lui.

Cette proposition n'est certainement pas exagérée : je tiens de M. Begin, chirurgien principal à l'hôpital militaire de Strasbourg, et de M. Moreau, chirurgien-major au 32e régiment d'infanterie de ligne, qu'ils avaient suivi la même marche dans leurs études anatomiques, et qu'ils avaient réussi à en démontrer l'utilité à tous leurs camarades. Leurs débuts dans la carrière qu'ils parcourent si glorieusement sont une preuve de plus à l'appui de mon opinion.

Il serait à désirer que ce plan d'étude fût adopté dans les hôpitaux militaires d'instruction. Là, les élèves sont peu nombreux; les cadavres presque tous adultes, s'éloignent peu du type de l'organisation, et peuvent être disséqués avant que la putréfaction s'en soit emparée, toutes conditions favorables aux travaux anatomiques. Qu'on y applique la méthode d'enseignement mutuel, qu'on nomme moniteurs-généraux ceux des élèves dont le zèle et les connaissances sont connus, et l'on verra bientôt sortir du sein de ces écoles des sujets qui, nourris aux leçons des professeurs illustres qui les dirigent aujourd'hui, seront dignes de soutenir, et l'antique célébrité et la gloire moderne des chefs de la chirurgie militaire.

Tels sont, ce me semble, les principes généraux qui doivent guider dans l'étude de l'anatomie.

FIN.

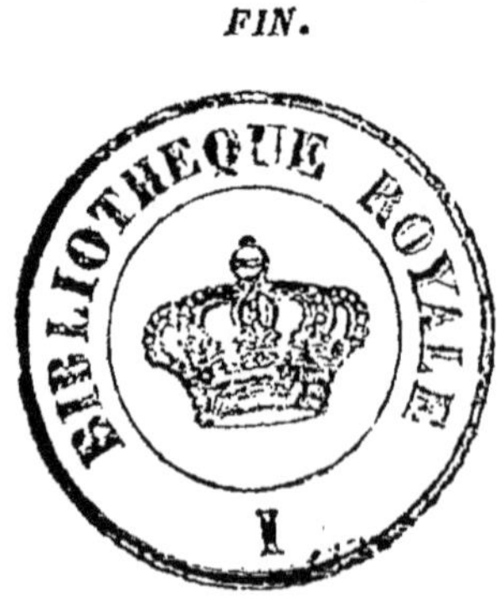

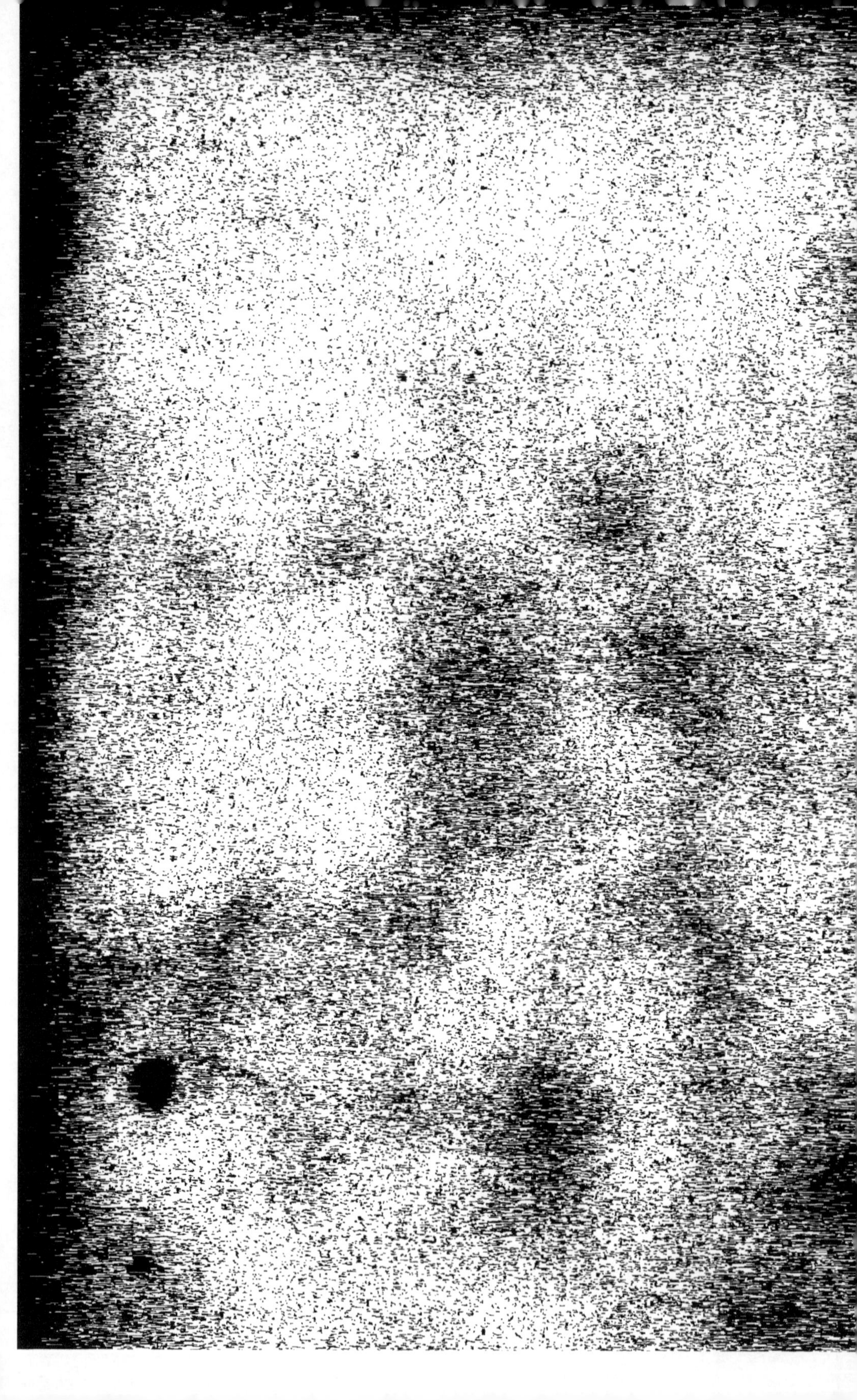

www.ingramcontent.com/pod-product-compliance
Ingram Content Group UK Ltd.
Pitfield, Milton Keynes, MK11 3LW, UK
UKHW022212190726
13855UKWH00004B/1721

9 782013 473408